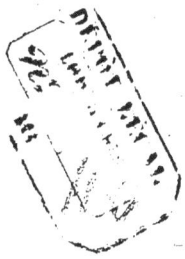

Ligue de Défense
CONTRE LA TUBERCULOSE
en Loir-et-Cher

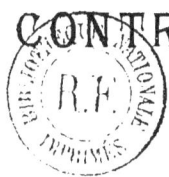

RAPPORT

PRÉSENTÉ PAR

M. LE DOCTEUR MARMASSE
Président de la Ligue

A L'ASSEMBLÉE GÉNÉRALE

DU 22 AVRIL 1910

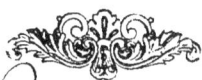

Bon pour dépôt légal tiré à 300 exemplaires

BLOIS

IMPRIMERIE C. MIGAULT ET Cie, RUE PIERRE-DE-BLOIS, 14

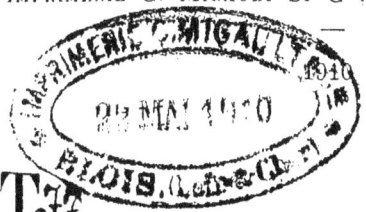

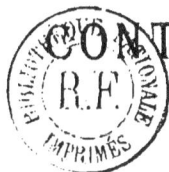

Ligue de Défense
CONTRE LA TUBERCULOSE
en Loir-et-Cher

—=—

RAPPORT

PRÉSENTÉ PAR

M. LE DOCTEUR MARMASSE
Président de la Ligue

A L'ASSEMBLÉE GÉNÉRALE

DU 22 AVRIL 1910

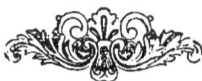

BLOIS

IMPRIMERIE C. MIGAULT ET Cⁱᵉ, RUE PIERRE-DE-BLOIS, 14

—

1910

Conseil d'Administration

BUREAU

Président :   MM.   Dr MARMASSE (Blois).

Vice-présidents :   P. ROUSSET (Blois) (Arrondissement de Blois).

Dr PIÉDALLU (Morée) (Arrondissement de Vendôme).

Dr HERVÉ (Lamotte-Beuvron) (Arrond. de Romorantin).

Trésorier :   M. BOUET (Blois).

Secrétaire :   M. QUÉRON (Blois).

MEMBRES

MM. Dr ANSALONI (Blois) ; Dr BALZER ; BARLUET DE BEAUCHESNE ; BÉGÉ ; G. BÉNARD ; BRISSON ; Prince DE BROGLIE ; Dr CHAUVEAU ; G. DE LA COTARDIÈRE ; COURTIN ; DELASTRE ; DILLARD ; Dr FERRAND ; GOURY DU ROSLAND ; Dr GUÉRIN ; HUCHOT ; Dr MEUSNIER ; Ernest PETIT ; PICHERY ; PLESSY ; VASSAL.

RAPPORT

PRÉSENTÉ PAR M. LE Dᴿ MARMASSE

Président de la Ligue de Défense contre la Tuberculose
en Loir-et-Cher

à l'Assemblée générale du 22 Avril 1910

———————— ♦♦ ————————

MESDAMES, MESSIEURS,

Certains d'entre vous ont pu être surpris de recevoir
cette année, bien plus tôt que précédemment, leur
convocation à l'Assemblée générale annuelle. La raison
en est dans l'obligation où s'est trouvé votre Conseil de
vous réunir pour soumettre à votre délibération la
question du « Legs Raguin ». Répugnant à vous déranger
pour cet ordre du jour trop restreint, et ménagers de
votre temps, mes collègues ont pensé avec moi qu'il
était préférable, au lieu de provoquer une Assemblée
générale extraordinaire, d'avancer quelque peu l'Assemblée générale ordinaire.

Aussi bien m'est-il tout particulièrement agréable, en
ce début du printemps où la nature verdoyante chante
le « Renouveau », où les oiseaux songent à construire
leurs nids, de jeter avec vous un regard plein d'intérêt,
sur le nid où nous abritons nos jeunes pensionnaires de
Champigny, le Pavillon Madeleine Dessaignes.

Pour la troisième fois, nous avons ouvert le Pavillon
le 14 courant, et pour l'instant, cinq jeunes filles y ont

commencé une cure d'aération. Je regrette que quelques-
uns ou quelques-unes d'entre vous n'aient pu voir,
comme nous l'avons vu nous-mêmes, le Pavillon pendant
les mois de Juin, Juillet, Août et Septembre derniers.
Nous y avons eu, pendant ces quatre mois consécutifs,
douze enfants simultanément, jetant dans les jardins,
dans le pays et jusque dans les bois où les conduisaient
leurs promenades quotidiennes, la note joyeuse et gaie
de leurs ébats, et donnant à tous l'impression vraie d'un
retour éclatant à la santé. Les deux dortoirs étaient
occupés, la table centrale du réfectoire n'avait pas de
place vide, tout était au complet, et ce fut, pour ceux de
nous qui en furent témoins à plusieurs reprises, un
spectacle vraiment réconfortant.

En fin de compte, les résultats collationnés par les
fiches sanitaires furent des plus intéressants. Aucune
des vingt-huit jeunes filles qui sont passées dans l'année
au Pavillon, n'en est sortie sans avoir réalisé un progrès
appréciable au triple point de vue du poids, de la taille,
et du périmètre thoracique.

D'aucunes même ont augmenté de 3 kilogs et demi
pendant leur séjour, alors que leur taille s'accroissait de
deux centimètres, et que également leur périmètre
thoracique s'amplifiait de deux à trois centimètres.
Bref, toutes ont quitté la cure en possession d'un état
général des plus favorables, et comme je me plaisais
déjà à le reconnaître l'an dernier devant vous, ce n'est
pas la moindre satisfaction que vous puissiez éprouver,
Mesdames, Messieurs, que de constater que les sacrifices
que vous avez consentis à notre Ligue ont produit, pour
celles qui en ont pu profiter, des fruits efficaces.....
vraiment efficaces, puisque les nouvelles reçues de toutes
et qui m'ont été transmises sont excellentes. J'ai eu
occasion de revoir moi-même quelques-unes de ces

fillettes, et on ne peut que s'applaudir du résultat obtenu.

Et voilà, Mesdames, Messieurs, des lymphatiques, des anémiques, tranchons le mot (bien que ce ne soit pas un titre très enviable) .. des candidates à la tuberculose, chez lesquelles vous avez pour les unes certainement retardé, pour quelques autres, définitivement écarté, l'éclosion du mal redoutable qui tend à faire de la France un vaste hôpital de malades ou de tarés, et contre lequel nous nous sommes ligués.

Et que nous a donc coûté l'entretien de ces vingt-huit pensionnaires? Le très complet rapport que, avec sa conscience habituelle, a dressé votre administrateur-trésorier, monsieur Bouët, au zèle et au dévouement duquel nous ne saurions trop rendre hommage, vous a déjà renseignés. Nos dépenses, pour frais d'administration, contributions, assurances, traitement du personnel, subsistances, entretien des locaux et du matériel, se sont élevés à 3.769 fr. 87.

Nos 28 pensionnaires, à elles toutes, ont passé au Pavillon, du 15 Avril au 15 Octobre, 1.662 journées ; si bien que le prix de revient de la journée par enfant est de 2 fr. 26. Or, l'an dernier, nous n'avions pu hospitaliser que 10 enfants pendant 884 journées, à raison de 2.351 fr. 75, ce qui donnait une dépense quotidienne de 2 fr. 66 par enfant.

En résumé, nous avons abaissé cette année de quarante centimes le prix de revient de la journée, tout en étendant — car nous l'avons presque triplé — notre champ d'action, ce qui ne saurait surprendre, si l'on veut bien penser que les frais généraux ne sont guère plus élevés pour vingt enfants que pour dix. Il y a là, Mesdames, Messieurs, un précieux encouragement à développer notre œuvre, et qui vient pour ainsi dire encore à l'appui des excellents résultats que je vous signalais il n'y a qu'un instant.

Mais je ne saurais oublier, Mesdames, Messieurs, que si nous avons pu l'an dernier faire aussi grandement les choses, ce fut grâce aux libéralités de souscripteurs dont je dois respecter l'anonymat, et qui spécifièrent l'affectation de leurs dons aux charges de l'exercice en cours. Avec moi, vous voudrez, Mesdames, Messieurs, saluer avec reconnaissance ceux et celles à qui leur philanthropie généreuse autant qu'ingénieuse a suggéré ce geste charitable et de si bon exemple. Nous ne désespérons pas de voir se reproduire ces bons mouvements, mais à vrai dire nous ne pouvons compter sur l'aléatoire pour asseoir un budget de prévision rationnel.

Je vous entends cependant me dire : « Le Pari-Mutuel ne nous a-t-il pas accordé une subvention ? » — Si fait, nous avons déjà touché 13.500 fr. de la subvention accordée, mais je dois vous faire remarquer que cette somme, ainsi que le reliquat de 1.500 fr. qui la complète et que nous espérons encaisser prochainement, doit faire partie, d'après nos statuts, de notre fonds de réserve.

Nous avons, cette année, tenté une demande de subvention au Ministère de l'Intérieur sur les produits des jeux. Il nous a été répondu que nous ne pouvions rien espérer pour l'instant de ce côté, en raison du Secours que nous avions obtenu sur les fonds du Pari-Mutuel.

Le Conseil général nous avait jusqu'ici soutenu effectivement et moralement. Je veux espérer que nous avons toujours son appui moral et que les efforts que nous tentons pour enrayer la Tuberculose dans le département ne le laise pas indifférent ; mais à la session d'août dernier, il nous a complètement refusé son concours financier. Il ne m'appartient pas de juger les actes de l'Assemblée départementale au sein de laquelle nous comptons des amis dévoués à notre œuvre et plusieurs membres de notre Conseil d'administration. Mais il me sera bien permis de regretter que la Ligue de Défense contre la Tuberculose n'ait pas eu auprès des Membres du Conseil général le même succès que certains « Concours de gymnastique » ou de « Pêche à la ligne » ! ! Quoi qu'il en soit, j'espère qu'il ne s'agit là que d'un mouvement passager de mauvaise humeur... économique, et je souhaite que nous retrouvions prochainement les bonnes grâces généreuses de nos Conseillers généraux.

Vous voyez donc bien, Mesdames, Messieurs, que c'est sur les cotisations des membres associés que nous devons surtout tabler pour prévoir nos dépenses. Songez, comme avec peu de chose en somme, nous avons déjà pu faire de bien ! A ne considérer que cette seule année, vous accepterez avec nous que pour 3.769 fr., nous avons affermi, consolidé, — je n'ose dire sauvé... et pourtant ? — vingt-huit santés. Ce résultat ne laisse-t-il pas, et bien légitimement, la porte ouverte à toutes les espérances ? Et cependant les vides, malheureusement trop nombreux, que la mort à creusés parmi nos sociétaires, sont insuffisamment comblés par de nouveaux arrivants, le chiffre de nos cotisations annuelles diminue.... Et j'en reviens toujours à ce que j'ai déjà dit maintes fois (ne m'en veuillez pas de me répéter... je suis maintenant presque un vieux président !) : « Apportons chacun notre pierre à l'édifice commun, travaillons dans notre sphère à l'extension de l'œuvre, gagnons-lui autour de nous des adeptes, et bientôt nous serons assez nombreux pour parachever notre si intéressante entreprise. »

Vous aurez tout à l'heure, Mesdames, Messieurs, à choisir un successeur au Conseil d'administration, au regretté Monsieur Flamant. En lui nous avons perdu un collègue sympathique à tous et des plus dévoués, qui fut pour notre Ligue un ami de la toute première heure, et qui, n'ayant jamais manqué une de nos réunions, nous resta jusqu'à la fin sincèrement attaché.

Il vous faudra également réélire les membres sortants de votre Conseil.

Nous avons, Mesdames, Messieurs, le très vif regret, de ne pas avoir parmi nous aujourd'hui, Madame Dessaignes, retenue à la chambre depuis un certain temps. Vous savez trop quel affectueux intérêt elle témoigne à tout ce qui touche à notre Ligue et surtout au fonctionnement du Pavillon, pour ne pas comprendre de quelle amertume est faite son absence à cette réunion. Je suis sûr d'être l'interprète fidèle de l'Assemblée, en adressant à Madame Dessaignes, avec nos hommages, tous nos vœux les plus fervents et les plus sincères pour le très prochain et très complet rétablissement de sa santé.

Enfin, Mesdames, Messieurs, mandataire de votre Conseil d'Administration dans l'exposé de ce rapport, et ayant rempli de mon mieux le devoir qui m'incombait comme Président, je crois pouvoir encore me porter garant de l'entier dévouement de tous mes collègues. Grâce à vous, grâce à eux, notre Œuvre a maintenant fait ses preuves, elle a fixé l'attention par des résultats positifs, mais elle demande à vivre d'une vie plus intense, et si possible plus féconde encore .....
aidons-la.

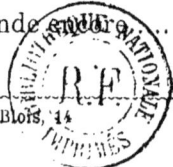

Blois, imp. C. Migault et C', rue Pierre-de-Blois, 14